DES COMPLICATIONS URÉMIQUES

DÉ

L'ÉPITHÉLIOMA

DU COL UTÉRIN

PAR

René MAIREL

DOCTEUR EN MÉDECINE DE LA FACULTÉ DE PARIS

PARIS

ALPHONSE DERENNE

52, Boulevard Saint-Michel, 52

1883

DES COMPLICATIONS URÉMIQUES

DE

L'ÉPITHÉLIOMA

DU COL UTÉRIN

PAR

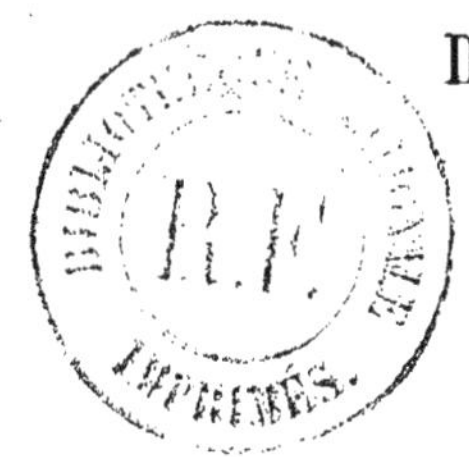

René MAIREL

DOCTEUR EN MÉDECINE DE LA FACULTÉ DE PARIS

PARIS

ALPHONSE DERENNE

52, Boulevard Saint-Michel, 52

1883

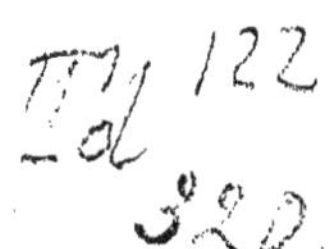

A MON PÈRE, A MA MÈRE

Témoignage public de reconnaissance pour
les sacrifices qu'ils se sont imposés.

A MA SOEUR ET A MON BEAU-FRÈRE

A MES PARENTS

A MON EXCELLENT AMI

M. LE Dr TISSERANT

Médecin stagiaire au Val-de-Grâce

A MES AMIS

DES COMPLICATIONS URÉMIQUÉS

DE

L'ÉPITHÉLIOMA

DU COL UTÉRIN

Durant les quelques mois que nous avons passés dans le service de M. le Dr Lancereaux à l'hôpital de la Pitié, notre attention a été attirée sur plusieurs cas d'urémie venant compliquer l'affection connue sous le nom d'épithélioma du col utérin.

La fréquence relative de ces complications d'une part, et d'autre part l'oubli dans lequel elles ont été laissées par presque tous les auteurs qui ont étudié le cancer utérin et ses différents modes de terminaison, ont décidé notre choix. Puissions-nous ne pas nous montrer trop au-dessous de notre tâche !

Parmi les observations que nous citerons, les unes nous sont personnelles, les autres ont été puisées dans différents ouvrages ; d'autres enfin, et ce sont les plus nombreuses, nous ont été communiquées par notre bienveillant maître.

Qu'il veuille bien accepter, au début de ce travail inaugural, tous nos remerciements pour les bons conseils qu'il nous a prodigués, conseils qui ont aplani bien des difficultés, facilité bien des recherches.

Que M. le professeur Laboulbène qui a bien voulu nous faire l'honneur d'accepter la présidence de cette thèse, reçoive ici l'expression de notre profonde gratitude.

Voici l'ordre que nous comptons suivre dans l'exposé de ce travail :

1° Historique.

2° Quelques mots rappelant brièvement les rapports anatomiques de l'utérus, de la vessie et du rectum.

3° Pathogénie des accidents urémiques et lésions anatomo-pathologiques de la vessie, des uretéres et des reins.

4° Observations cliniques. Leur analyse. Chaque forme que peut revêtir l'urémie, sera traitée séparément.

5° Pronostic.

6° Diagnostic.

7° Traitement.

8° Conclusions.

HISTORIQUE

Bright le premier, en 1827, appela l'attention de ses
contemporains sur l'état apoplectique, les convulsions et
l'épilepsie qui peuvent se montrer dans le cours de la néphrite parenchymateuse. Quelques années plus tard Wilson (1833) émit la première théorie destinée à expliquer le
mode de production de ces accidents, il les attribuait à
l'action sur les nerfs de l'urée en plus et de l'albumine en
moins (hypoalbuminose). En 1839, Addison signala l'absence de toute paralysie.

Vint Piorry qui en 1847 leur donna le nom d'urémiques
auquel on a substitué, suivant les opinions régnantes, celui
d'ammoniémiques, créatmémiques, ceci surtout dans ces
dernières années.

La première division introduite dans la science pour la
description de l'urémie est celle de Lasègue et Frerichs,
qui distinguèrent deux espèces d'urémie : l'aiguë et la chronique. Mais pour ces auteurs l'urémie était toujours cérébrale. On s'aperçut depuis que les manifestations de cette
affection peuvent revêtir différentes formes et c'est à
M. le professeur Germain Sée que revient l'honneur d'avoir
décrit les trois formes de l'urémie : la cérébrale, la gastro-
intestinale, la dyspnéique ou respiratoire, les deux premières
pouvant se montrer à l'état aigu ou chronique, la troisième
n'existant qu'à l'état aigu.

L'urémie était donc bien connue, mais aucun des auteurs

que nous venons de signaler ne l'avait constatée comme complication de l'épithélioma utérin . La première observation de cancer utérin accompagné d'accidents urémiques est rapportée tout au long par Aran dans la *Gazette médicale des hôpitaux* (septembre 1860). Le cas très curieux en lui-même, sera cité en entier dans le cours de notre travail. Vers la même époque M. le D' Proust observe dans le service du professeur Lasègue, une femme atteinte de néoplasme utérin succombant à des accidents urémiques à forme comateuse. Octobre 1860.

En 1863 M. le D' Wannebroucq (*Bulletin médical du Nord de la France*) cite un autre cas analogue. A partir de cette époque les observations deviennent plus nombreuses. En 1869, M. le D' Lancereaux signale le fait d'une malade morte dans son service à l'Hôtel-Dieu d'un cancer du col compliqué d'accidents urémiques à forme comateuse.

Cette première observation de notre éminent maître est suivie de plusieurs autres du même genre qu'il eut l'occasion de faire tant à l'Hôtel-Dieu que plus tard à Saint-Antoine et à la Pitié.

Nous en donnerons une analyse aussi détaillée que possible et insisterons particulièrement sur les cas qu'il nous a été donné d'observer en personne.

CHAPITRE I

Quelques notions sommaires d'anatomie nous ont semblé devoir trouver place dans notre travail. Les rapports intimes qu'affectent entre eux les organes contenus dans le petit bassin, nous expliquent facilement leur envahissement par la néoplasie épithéliale.

Le quart inférieur de l'utérus dépourvu de péritoine, légèrement concave est en rapport immédiat avec la face postérieure ou bas fond vésical. Une couche celluleuse mince unit ces deux organes.

En arrière l'utérus répond à la face antérieure du rectum, dont il n'est séparé que par le péritoine.

De son côté le rectum à sa partie antérieure n'est séparé du vagin que par un tissu cellulaire fin (cloison recto-vaginale).

On conçoit aisément qu'un néoplasme développé primitivement sur le col de l'utérus gagne le bas-fond de la vessie, envahisse le vagin et détruise la cloison recto-vaginale, transformant ainsi les organes intra-pelviens en un vaste cloaque.

Les rapports anatomiques de l'utérus et de la vessie nous permettent également de comprendre qu'une tumeur épithéliale née sur le col soulève la muqueuse vésicale et par ce fait même comprime les uretères dans leur passage à travers le réservoir urinaire. La compression de ces organes amènera forcément leur dilatation en deçà du point coarcté.

C'est ce que prouve nombre d'autopsies où l'on a trouvé les uretères dilatés au point d'acquérir le volume d'une anse d'intestin grêle (Aran).

Que l'obstacle siège dans l'urèthre, la vessie ou les uretères, le résultat est le même, distension des réservoirs, compression exercée sur le rein de dedans en dehors, et en dernier lieu la fonction urinaire, insuffisante.

De proche en proche, la lésion a gagné les reins qui présentent bientôt les caractères de l'hydronéphrose ou de la néphrite interstitielle.

La pression exagérée dans les canaux excréteurs du rein, telle est la pathogénie de l'affection qui nous occupe, et comme cette pression est partout égale, il en résulte que la néphrite interstitielle secondaire existe dans toute l'étendue du rein et ne détermine aucune granulation de la surface de cet organe.

Nous allons maintenant passer en revue les lésions anatomo-pathologiques que l'on rencontre dans la néphrite interstitielle secondaire. Nous n'avons pas cru pouvoir mieux faire que d'emprunter en totalité la description qui va suivre à l'article si remarquable de notre maître. *Pathologie du rein*, page 221. *Dictionnaire encyclopédique des sciences médicales.*

Les reins au début de cette affection se font remarquer par une coloration foncée, mais bientôt ils deviennent pâles. Leur parenchyme prend une teinte jaunâtre plus prononcée au niveau de la substance corticale ; il devient le siège d'une induration uniforme, progressive. Au bout d'un certain temps le parenchyme rénal plus ou moins diminué de volume présente une surface lisse, égale, blanchâtre ou jaunâtre. Sa consistance est ferme, sa surface de section est lisse et brillante, blanchâtre ou jaunâtre, présentant rarement des kystes. L'altération affecte les deux reins d'une façon inégale ; l'un d'eux peut-être est diminué de volume et réduit en une masse fibreuse ; l'autre a subi une hypertrophie compensatrice.

Les calices, le bassinet et les uretères sont agrandis et dilatés en sorte qu'il existe toujours un certain degré d'hydronéphrose concomitante.

L'examen microscopique prouve que cette néphrite débute par les pyramides (anses de Henle et tubes droits) et s'étend sous forme de languettes qui s'enfoncent en ligne directe sur la couche corticale.

Elle consiste en une formation de cellules embryonnaires qui s'accumulent entre les canaux des pyramides, puis entre les tubes contournés et se transforment peu à peu ainsi que la paroi des tubes en tissu conjonctif définitif. A ce moment l'organe tout entier se rétracte, s'indure et diminue de volume.

Dans la seconde phase les épithéliums, jusque là peu modifiés subissent l'altération granulo-graisseuse ou colloïde. Cette dégénérescence peut aller jusqu'à destruction complète. Les glomérules en dernier lieu diminuent de volume, car ils sont étouffés par le tissu inflammatoire, les vaisseaux se rétrécissent en même temps que leurs parois s'épaississent.

Cette néphrite diffuse secondaire comprend trois périodes : une période préalbuminurique, qui ne peut être que soupçonnée, une période albuminurique et une troisième période dite urémique. La durée de l'affection est subordonnée à l'intensité de l'obstacle apporté au cours de l'urine, plus longue si cet obstacle est léger, plus courte s'il est considérable. La mort survient soit par intoxication urémique, soit par suite de complications liées à cette intoxication. Elle est en général précédée de coma. Dans le cas qui nous occupe, la terminaison fatale est le résultat ordinaire de la maladie principale; savoir l'épithéliome, aidée puissamment dans ses effets par l'altération rénale (Article Rein Lancereaux). L'hydronéphrose a une origine semblable à celle de la néphrite. La dilatation des uretères gagne le rein.

La substance parenchymateuse du rein, refoulée et comprimée, s'altère à la longue en ce sens que le tissu conjonctif devient peu à peu le siège d'une prolifération qui amène l'induration et la diminution de volume de l'organe. Si l'obstacle à l'émission urinaire est complet, la distension du bassinet et des calices devient considérable, la substance rénale s'atrophie de plus en plus par suite de la compression qui suspend son fonctionnement et finit même par disparaître complètement.

L'hydronéphrose présente alors l'aspect d'une tumeur bosselée, volumineuse et fluctuante, ordinairement constituée par autant de loges qu'il y a de lobules dans le rein. Cette tumeur est formée par une membrane fibreuse qui n'est autre chose que la capsule du rein épaissie, tapissée intérieurement par une couche de substance rénale plus ou moins considérable. De cette capsule partent des cloisons fibreuses qui divisent la tumeur entière en plusieurs loges

venant aboutir dans une cavité commune formée du bassinet et de l'uretère dilaté, allongé et pouvant présenter les
dimensions d'un intestin d'enfant.

Le contenu de cette poche kystique est un liquide dans
lequel on retrouve en faible quantité, la plupart des éléments de l'urine, urée, acide urique, sels alcalins et une
grande quantité d'eau. Ce liquide est presque toujours
albumineux, il renferme dans quelques cas des globules
sanguins ou purulents, des cellules épithéliales altérées, très
exceptionnellement, on y trouve une matière épaisse, colloïde.

Un seul rein est généralement atteint d'hydronéphrose.
Le rein normal subit une hypertrophie compensatrice. (Lancereaux, article Rein, page 286).

Nous connaissons maintenant les lésions que subit le
rein, mais comment expliquerons-nous de quelle façon
l'urine excrétée en quantité insuffisante agit pour produire les accidents urémiques ?

Ce n'est pas que les théories manquent, mais dans l'état
actuel de la science il est difficile de se prononcer sur le
rôle joué par l'urine dans l'intoxication urémique.

Ces accidents sont-ils dus à la transformation de l'urée
en carbonate d'ammoniaque (Frerichs) ?

A l'action pure et simple de l'urée et des matières extractives de l'urine agissant par elles-mêmes comme de véritables poisons (ammoniémie, créatinémie) ?

Ou encore à une hydrocéphalie ventriculaire ?

Ou enfin à un œdème et une anémie cérébrale (Traube) ?

On ne sait trop à laquelle de ces théories il faut se rattacher. Cependant quelques autopsies sembleraient prouver

que quand il existe des lésions encéphaliques, ce qui est loin d'être constant, elles consistent dans de l'œdème, de l'anémie ou de la congestion.

Quelquefois dans des inflammations ou des hémorrhagies de la pulpe nerveuse et de ses enveloppes.

L'œdème est assez rare et difficile à constater (MM. Guillot et Marcé). Il n'est pas toujours localisé à la pulpe nerveuse, mais s'étend souvent aux ventricules où l'on trouve des épanchements séreux) hydrocéphalie (Monod).

Quoi qu'il en soit, les deux théories rattachant les phénomènes urémiques soit à l'hydrocéphalie ventriculaire, soit à l'œdème et à l'anémie cérébrale paraissent compter beaucoup de partisans (Coindet, Grisolle, Hardy et Béhier, Graves).

Les lésions que l'on rencontre à l'autopsie des gens morts d'urémie ne sont pas uniquement localisées à la substance cérébrale. Bright avait déjà entrevu les lésions stomacales et surtout celles de l'intestin. Après lui Malmsten, Gregory, Christison les signalèrent et les décrivirent.

Mais c'est le professeur allemand Treitz qui en 1859 en donna une description complète (Voir Lancereaux, *Atlas d'anat. patholog.*) D'après cet auteur, les lésions de l'estomac ne consistent guère qu'en rougeur, en arborisations plus ou moins étendues. Quelquefois on observe un épaississement de la muqueuse, d'autres fois elle est simplement ramollie, on l'a même trouvée détruite sur une certaine étendue, mais c'est un fait rare.

Quant aux lésions intestinales elles sont nombreuses, et Treitz les a divisées en plusieurs formes.

Dans une première forme qu'il appelle blennorrhée

chronique, l'intestin est rempli d'une grande quantité de mucosités très visqueuses et adhérentes. La muqueuse épaissie, décolorée est dans un état d'anémie très marqué, elle est piquetée de noir au niveau des villosités.

Une deuxième altération plus fréquente que la précédente est appelée par cet auteur hydrorrhée.

Ici le tube intestinal contient une grande quantité d'un liquide en partie aqueux, en partie muqueux, jaunâtre ou verdâtre. Ce liquide a une réaction alcaline et une odeur ammoniacale. La muqueuse intestinale est comme lavée, elle est boursoufflée, épaisse, quelquefois œdématiée.

L'intestin est remarquablement flasque.

A une époque plus avancée cette même forme conduit à des eschares ayant leur siège de prédilection dans le gros intestin. Elles sont d'autant plus nombreuses que l'on s'approche davantage de l'anus. On les observe aussi dans le dernier tiers de l'intestin grêle. Le même liquide ammoniacal remplit l'intestin. On rencontre parfois dans la bouche des ulcérations que Treitz considère comme de nature analogue à celles de l'intestin. Il cite quatre cas de mortification de la muqueuse buccale.

Pour nous résumer, la théorie de la rétention de l'urée dans le sang due à Grégory, Wilson, Basham, Piorry ne peut plus être acceptée aujourd'hui, car la présence dans le sang d'une notable quantité d'urée ne donne pas toujours lieu aux accidents urémiques (O. Rees) qui par contre peuvent apparaître alors que l'urée existe dans des proportions très minimes (Berthelot, Würtz).

Les recherches expérimentales de Segalas, Zalesky, celles plus récentes de MM. Feltz et Ritter ont d'ailleurs montré que l'urée introduite directement dans le sang ne détermine aucun des symptômes de l'urémie cérébrale. Frerichs a accusé le carbonate d'ammoniaque, mais outre qu'il existe normalement dans le sang, les injections expérimentales de ce sel dans l'économie ont produit non l'urémie, mais l'ammoniémie, d'ailleurs elles s'accompagnent de phénomènes paralytiques que l'on ne rencontre jamais chez les urémiques (Lasègue).

Peut-être faudrait-il croire plutôt que les accidents de l'urémie sont dus à la rétention dans le sang des matières extractives et en particulier de la créatine. C'est l'opinion de Cuffer, la créatine diminuant le nombre des globules rouges et altérant leur propriété d'absorber l'oxygène. La dernière théorie est celle de M. Lecorché. D'après lui, l'urémie dépendrait de la nutrition vicieuse des centres nerveux et de troubles circulatoires accidentels de nature congestive, c'est l'opinion à laquelle nous nous rattacherons de préférence à toute autre.

CHAPITRE III

Nous avons vu dans le chapitre précédent les lésions
anatomo-pathologiques qui entraînent à leur suite les accidents urémiques. Nous allons maintenant parler de ces
accidents eux-mêmes, de leurs différentes formes, basant
notre dire sur les observations dont l'exposé suivra.

Nous décrirons donc chaque forme de l'urémie à part et
prendrons l'ordre ci-après :

Forme gastro-intestinale.

Forme dyspnéique ou respiratoire.

Forme comateuse.

Cependant avant de commencer nous ferons remarquer
qu'il nous sera difficile de décrire chacune de ces variétés
comme une unité pathologique, la clinique nous montrant
chaque jour que loin de s'exclure l'une l'autre, elles peuvent s'unir de différentes façons, de telle sorte que chez
une malade atteinte d'accidents gastro-intestinaux, nous
verrons survenir d'autres manifestations du côté de l'appareil respiratoire ou cérébral.

Ces faits n'ont rien qui doive surprendre, car ils ne sont
que l'expression d'une intoxication unique, se traduisant
tantôt par de la diarrhée et des vomissements, tantôt par
de la dyspnée ou du coma, quelquefois par des convulsions.

§ 1er. — *Urémie à forme gastro-intestinale*

On rencontre dans cette forme de l'urémie, des dyspepsies simples, l'état nauséeux, le dégoût, les vomissements, la diarrhée, la constipation. Chez l'un ce sera les vomissements, la diarrhée qui domineront. Chez l'autre ce sera l'embarras gastrique, l'inappétence habituelle, la céphalalgie, la migraine, la constipation qui seront particulièrement accusés. Ces symptômes qui ne sont que les manifestations d'un même état pathologique peuvent exister isolément, s'associer ou se substituer l'un à l'autre. Au premier rang des symptômes dont la constance est la plus remarquable doivent être placés ceux que révèle l'examen de la bouche ; ceux qui doivent à leur durée et à leur intensité d'acquérir une réelle importance séméiologique, sont l'état nauséeux habituel, les vomissements répétés, la diarrhée persistante, la constipation opiniâtre ; enfin la complication locale qui souvent apparaît au cours de la dyspepsie urinaire est le muguet. Les enduits buccaux fréquents chez les urémiques n'ont rien de spécial si ce n'est leur épaisseur et leur tenacité.

Dans les deux observations qui nous sont personnelles (observ. I et II) la langue offrait toutes les particularités qui l'ont fait désigner par les auteurs sous le nom de langue urinaire. Elle avait les deux caractères spéciaux, la rougeur écarlate s'étendant à tout l'organe et la sécheresse. Les malades se plaignent de ne pouvoir la mouvoir librement, d'où gêne dans la parole qui dans les cas cités était fort pénible. Ces deux malades avaient la voix faible, enrouée, cassée. La parole était hésitante et saccadée.

Mais ce qui nous frappe non moins que l'état de la langue, c'est la déglutition. Les deux malades depuis leur entrée à l'hôpital n'avalaient plus d'aliments solides. D'ailleurs devant leur dégoût invincible pour ces substances, non moins que dans un but thérapeutique le régime lacté avait été institué.

Elles avaient une soif vive, une grande appétence pour les boissons. La sécrétion salivaire était presque entièrement supprimée.

C'est dans ces conditions qu'apparut le muguet qui bientôt envahit le voile du palais, les piliers, le pharynx.

Contrairement à l'opinion émise par M. le professeur Guyon, l'apparition de ces phénomènes a été dans l'un et l'autre cas l'indice d'une mort prochaine. Les troubles digestifs chez les urémiques semblent suivre une marche régulière. Ils débutent pas de l'inappétence, de l'anorexie, des digestions lentes, pénibles, s'accompagnant de météorisme stomacal, d'éructations, de ballonnement du ventre, de constipation, parfois de somnolence et enfin de vomissements.

Ces derniers accidents n'apparaissent guère qu'à une période déjà avancée de l'affection.

Par leur importance ils méritent de fixer notre attention. Pris au début pour une simple indigestion ils deviennent bientôt d'alimentaires qu'ils étaient, glaireux, verdâtres, très liquides, comme pituiteux. Dans plusieurs cas ils se montrent au moment de l'apparition de l'œdème (Observa-

tion VIII, ou de la suppression de l'excrétion urinaire
(obs. IX).

Ils se répètent à court intervalle, souvent ils ont lieu au
réveil, comme chez la malade citée à l'observation II. Le
plus ordinairement alcalins, ils sont quelquefois acides. Ils
peuvent débuter d'une façon inopinée alors que l'appétit
est encore conservé. A l'époque où l'on admettait l'intoxication par l'urée, Bernard et Barreswill avaient signalé
dans certains cas la présence de l'urée en nature ou du
carbonate d'ammoniaque dans les matières vomies.

Citons un cas analogue :

Le 19 juillet 1881, la nommée Geneviève L..., âgée de
57 ans, entra salle Lorain, lit 18, pour un épithélioma du
vagin et du col utérin. Elle présentait des accidents urémiques à forme gastro-intestinale. Les vomissements exa-
minés par M. Gallois, interne en pharmacie, contenaient un
gramme d'urée par litre.

Les vomissements sont presque toujours accompagnés
de diarrhée.

Quelquefois incoercibles, ils cèdent le plus souvent sous
l'influence des purgatifs et du régime lacté.

Leur pronostic est fâcheux car ils ne surviennent qu'à la
période terminale de l'affection alors que le néoplasme
utérin s'est compliqué d'une lésion rénale irréparable.

La diarrhée n'a pas moins de valeur que les vomissements. Elle a quelques caractères spéciaux. Très fréquente,
puisque nous voyons la malade citée à l'observation I avoir
cinq à six selles par jour ; et chez cette autre (obs. II), très
tenace puisqu'elle persiste depuis quatorze jours.

Elle alterne quelquefois avec la constipation que l'on

voit coïncider avec l'apparition des phénomènes dyspeptiques (observation III), et qui est fréquente chez les per-
sonnes qui vident mal leur vessie. Dans les derniers jours
de la maladie, la constipation demeure quelquefois opiniâtre, mais le plus souvent fait place à une diarrhée que
rien ne peut arrêter. Cette diarrhée urémique, abondante,
coliquative, verdâtre, contient, d'après Frerichs, une certaine quantité de carbonate d'ammoniaque. Elle renferme
en outre un grand nombre de cellules épithéliales et du
mucus en forte proportion.

On a observé quelques cas, rares il est vrai, dans les-
quels la diarrhée était dysentériforme. Les selles contenaient du sang et des détritus gangréneux.

Ne pourrait-on rapporter à cette variété le cas de la
malade Alphonsine C. (observ. IV) ? Nous lisons en effet
à la date du 2 mars :

Depuis quelques jours il est survenu des accès douloureux qui se traduisent par des coliques et ensuite par des
souffrances extrêmement vives surtout lorsqu'elle va à la
garde-robe, à ce moment, la patiente pousse des cris. La
diarrhée persiste depuis près de quinze jours. » La miction est douloureuse. Il y a évidemment dans ce cas ténesme rectal auquel se joint le ténesme vésical.

Dans l'urémie à forme lente Pongis a insisté sur les
hyperesthésies et les démangeaisons cutanées. La malade
de l'obs. X se plaint d'une douleur qui part de la région
externe de la malléole droite, aboutit aux orteils qui sont
le siège de fourmillements et de picotements. La région
dorsale du pied est hyperesthésiée, ainsi que la région
externe et antérieure de la jambe et de la cuisse droite,

Mairel   3

L'hyperesthésie s'arrête au tiers supérieur de la cuisse. Chez la malade de l'obs. IX la peau, pâle, bouffie, est le siège de démangeaisons assez vives.

Nous avons également observé chez la malade du n° 10, les douleurs articulaires intenses signalées par M. le professeur Jaccoud. Elle éprouve une douleur fort vive dans le genou droit (5 septembre).

Parmi les symptômes les plus importants (nous pourrions presque dire le plus importan), car la diarrhée, les vomissements, la constipation peuvent faire défaut à un moment donné en partie du moins, se trouvent ceux fournis par l'examen des urines.

Le caractère le plus remarquable de l'urine est la diminution constante de la densité. 1018 étant la moyenne physiologique, les urémiques dont nous citons les observations présentaient un abaissement dont les limites oscillaient entre 1015 maximum, et 1010, 1008, minimum. On a même vu la densité tomber à 1004.

Cette dimiuution du poids spécifique tient à ce que tous les éléments de l'urine sont au-dessous de la normale physiologique.

Quelques analyses tirées de nos observations trouveront ici leur place.

OBSERVATION I

Analyse faite par M. Goy, interne en pharmacie.

Quantité émise en 24 heures.   440 cent. cubes
Odeur.   —   Fétide.
Couleur.   —   Claire.

Réaction.	—	Neutre.
Urée totale.	—	4 grammes.
Densité.	—	1008 —
Acide phosphorique total.		0 gr. 50
Chlorures ramenés à l'état de chlorure de sodium.		0 gr. 92
Albumine.	—	Quelques traces.

OBSERVATION VI

Analyse faite par M. Gallois, interne en pharmacie.

Quantité d'urines en 24 heures 550 gr.

Couleur rougeâtre.

Aspect louche. Le dépôt se redissout par addition de quelque gouttes d'acide nitrique.

Réaction nettement alcaline.

Densité 1010.

Urée 11 gr. 10 par litre.

Acide phosphorique 0,83 par litre correspondant à 1 gr. 83 de phosphate de chaux.

Chlorure de sodium 5 gr. 20 par litre.

Pas d'albumine ni de sucre.

Un fait non moins constaot que la diminution de densité d'urines est l'abaissement considérable de la quantité émise en 24 heures.

Nous voyons dans les observat. (I, VI) la quantité tomber bien au-dessous de la normale.

Les malades n'urinaient plus guère que 4 à 500 centimètres cubes par jour.

Chez l'une (Observ. III) l'emploi de la sonde était devenu nécessaire. L'on retirait quelques gouttes à peine d'un liquide qui se coagulait rapidement par l'acide nitrique. Chez l'autre l'émission tarda quatre à cinq jours et la sonde ne fournit que 50 grammes.

Dans le cas cité par M. Proust les urines étaient rares et presque nulles malgré le cathétérisme.

Dans l'une et l'autre circonstance cette diminution considérable dans l'excrétion urinaire était indice de mort prochaine.

Deux malades (seulement), semblèrent au début faire exception. Les urines dépassaient la moyenne physiologique, 2000 à 2250 et même 3000 grammes par jour. Mais dans les derniers jours les urines tombèrent au-dessous du chiffre normal, 750 grammes environ. La densité néanmoins pendant tout ce temps était restée à 1010 (Obs. II et X).

La réaction non moins que la couleur sont sujettes à variation. Neutre quelquefois, alcaline le plus souvent, plus rarement acide. La couleur varie également. — Mais le plus ordinairement elle est jaune pâle, trouble ce qui tient à la présence du phosphates terreux révélés au moyen de l'acide nitrique. Quant à la coloration rougeâtre, elle est due fort probablement à du sang provenant des parties détruites, rongées par le néoplasme.

Il résulte de toutes les analyses, que parmi les sels dont la disparition du liquide urinaire contribue à abaisser la densité, c'est l'urée qui diminue le plus. Cette diminution de l'urine coïncidant avec une diminution de l'urée rejetée en 24 heures a une valeur capitale comme cause d'urémie. De 25 grammes environ par litre, moyenne physiologique, l'urée peut tomber à 6 gr. 27 (Frerichs), 7,25 Rosenstein, 8 gr. 23 (Parkes). Rarement elle dépasse 12 à 15 grammes. Dans l'observation I elle était tombée à 4 gr. pour 400 cent. cubes ce qui fait 10 gr. par litre.

Dans (l'observ. VI) elle était de 11 gr. 10 par 1000.

Parallèlement à l'urée vient l'acide urique qui de 0 gr. 75 pour 1000 tombe à 0 gr. 20, 0 gr. 25 par 24 heures.

La créatine, créatinine et les autres matières extractives subissent une diminution analogue.

Les phosphates et les sulfates se maintiennent à la dose de 1 à 2 grammes.

Viennent enfin les chlorures qui restent à 1 à 2 gr.

L'observation VI semble prouver que parfois ils peuvent s'éloigner de ce chiffre, atteindre même 5 à 6 grammes, tout en restant encore assez éloignés de la moyenne physiologique qui est de 10 gr. à 12 gr. en 24 heures pour un litre d'urine.

Rayer a signalé ce fait qu'en même temps que les sels diminuent dans les urines, on voit augmenter la quantité de graisse qui y est normalement contenue (acide acétique butyrique, propionique etc.). Un symptôme de grande valeur est constitué par la présence de l'albumine.

La période dite albuminurique de la néphrite interstitielle est en général d'assez courte durée et promptement suivie de la phase urémique. A ce moment là on ne constate plus que des traces d'albumine ; quelquefois (observ. VI) l'albumine a complètement disparu, d'autrefois (observ. I) il en existe encore quelques traces, ce qui prouve dans le premier cas que l'altération rénale est déjà ancienne.

D'ailleurs même dans la phase secondaire on n'obtient en général qu'un précipité peu abondant et non floconneux.

L'urine souvent trouble au moment de son émission renferme des substances étrangères au rein telles que cellules épithéliales de la vessie, éléments cancéreux quand le néoplasme a envahi le réservoir urinaire ; on y trouve aussi des leucocytes en abondance assez grande, et parfois des débris granuleux provenant des épithéliums rénaux.

L'œdème qui se manifeste dans le cours de l'urémie a plusieurs caractères ; il est blanc, mou, douloureux accompagné de la dilatation des veines sous-cutanées ; sa marche est rapide. La pression au niveau des mollets est douloureuse ; commençant ordinairement par le pied il gagne la jambe, la cuisse, la partie inférieure de l'abdomen. Souvent les membres supérieurs se prennent en même temps que les membres inférieurs. L'œdème débute par la main pour gagner l'avant-bras.

Il est, au début du moins, unilatéral.

Son origine est mécanique. Elle tient sans doute autant à la gêne énorme que l'urine éprouve à circuler à travers les canalicules du rein, qu'à cet état particulier décrit par Vogel sous le nom d'inopexie et constitué par une altération particulière du sang par suite de laquelle la fibrine tend à se coaguler dans les veines iliaques et crurales, surtout dans la crurale gauche, et à y produire une thrombose. L'œdème primitivement localisé à la région tributaire de la veine malade, est alors purement local, mais il ne tarde pas à se généraliser par suite des troubles survenus dans les fonctions rénales, le cœur devenant incapable de triompher des obstacles créés par la réplétion des canalicules rénaux remplis d'épithélium dégénéré.

La disparition de l'œdème est le plus ordinairement accompagnée de vomissements et de diarrhée, ce qui ne doit pas surprendre, car les substances toxiques primitivement réparties dans les parties œdématiées, n'ont plus d'autre voie d'élimination que les voies digestives.

§ 2. — *Urémie à forme dyspnéique ou respiratoire.*

Les désordres respiratoires que l'on rencontre dans le cours de l'urémie ont deux origines bien distinctes : les uns sont d'ordre matériel, les autres purement dynamiques.

Les premiers consistent en une bronchite légère avec ou sans œdème pulmonaire ; ils sont l'effet d'un trouble de l'innervation bulbaire et se traduisent pas de la dyspnée revenant pas accès, analogues à ceux de l'asthme ; pas des étouffements fréquents surtout pendant la nuit, par une toux continue. Les autres, d'ordre dynamique, sont la conséquence de la gêne circulatoire.

Cette variété d'urémie décrite par Heaton, Christensen, Wilks, Piberet, Parent-Dufeuillay présente deux types bien différents. Dans un de ces types c'est surtout la dyspnée qui attire l'attention. La respiration est fréquente, mais ne s'accompagne d'aucun bruit laryngé, le murmure respiratoire semble faire défaut dans toute l'étendue des poumons, il n'existe qu'au sommet où il est à peine perceptible.

Dans un autre type d'urémie respiratoire, l'inspiration est bruyante, sifflante et comme croupale, avec raucité de la voix. Elle paraît tenir alors à un spasme du larynx.

Le plus ordinairement on ne trouve pas de lésions pulmonaires, et celles qu'on rencontre sont consécutives à la gêne circulatoire.

Laissons la parole à M. le docteur Parent-Dufeuillay (thèse de doctorat 1861).

« D'une façon assez subite, sans que rien ait pu faire présager cette complication, le malade est pris de difficulté de respirer. Bientôt cette difficulté s'accroît et devient une véritable anxiété, la respiration allant parfois jusqu'à l'orthopnée. L'ascultation pratiquée ne fournit rien ou presque rien. Cependant les phénomènes continuent, l'anxiété augmente, la respiration s'accélère de plus en plus : les mouvements respiratoires sont peu développés et semblent enrayés par une contraction imparfaite du diaphragme. L'air ne pénètre plus que dans le sommet des poumons et le bruit vésiculaire est faible. Le pouls devient fréquent. Du reste pas de douleurs, pas d'altérations de l'intelligence ». Suivant MM. Charcot et Frerichs, l'air expiré contiendrait des quantités plus ou moins considérables de carbonate d'ammoniaque dont la présence serait révélée soit au moyen d'une baguette de verre mouillée avec de l'acide chlorhydrique, soit avec le papier imbibé d'hématoxyline qui dans ce cas vire au violet intense. Schottin croit que cette altération de l'air serait due à la décomposition que subiraient dans la bouche les aliments retenus par les dents altérées. Une remarque importante a été faite par M. Monod, c'est que jamais l'urémie respiratoire n'accompagnerait l'urémie à forme cérébrale.

Urémie à forme dyspnéique.

Dans le cas d'Élisabeth F... (Obser. I), nous voyons les accidents respiratoires survenir peu de temps après l'entrée de la malade dans le service.

Le 30 avril, elle se plaint d'oppression qui aurait débuté depuis quelques jours déjà. Elle est en proie à une toux continue, expectore des crachats roses, spumeux, liquides, abondants. Toutefois il n'y a pas d'élévation de la température qui reste normale 37°,6. A la percussion, on perçoit de la matité au sommet droit en avant. L'auscultation fait entendre quelques râles crépitants de retour.

Le 2 mai au matin, elle dit avoir eu des étouffements pendant la nuit précédente ; ils ont empêché le sommeil. Cinq jours plus tard, ces étouffements loin de disparaître n'avaient fait qu'augmenter ; ils atteignaient leur maximun d'intensité au milieu de la nuit, allant jusqu'à l'orthopnée, empêchant tout sommeil.

Le matin semblait apporter un peu de calme, toutefois ce matin 7 mai, il n'en est plus ainsi car la malade a cinquante-deux respirations par minute.

Une légère amélioration dans l'état de sa respiration (9 mai) est suivie d'une prompte rechute. La dyspnée persiste au même degré malgré l'administration de 15 gr. d'eau-de-vie allemande. La diarrhée s'est montrée pendant toute la nuit du 11 au 12. Mais elle est due fort problablement au lavement purgatif et à l'eau-de-vie allemande. En même temps que cette dyspnée, apparaît l'œdème, qui, d'abord localisé à la jambe droite a gagné le membre supérieur droit, du même côté (24 mai).

Le 2 juin, l'angoisse respiratoire est considérable, les lèvres sont violettes. Une diarrhée abondante surgit.

Le 5, la toux revient sous forme de quintes et détermine par sa fréquence des vomissements alimentaires.

Le 19 juin, même persistance de la toux jusqu'à la terminaison fatale qui a lieu le 26.

La température dans les derniers jours était tombée au-dessous de la normale, 36°,6.

Agonie calme de vingt heures.

Mais ces troubles cardio-pulmonaires dont l'expression symptomatique se trouve dans la constatation des irrégularités de la circulation, dans l'oppression souvent très prononcée peuvent aboutir à de véritables lésions de l'appareil respiratoire. La congestion des bases avec râles abondants et pénétration fort imparfaite de l'air dans les vésicules ou même de véritables pneumonies peuvent être observées.

Nous n'avons vu jusqu'à présent dans les observations citées qu'une seule variété de dyspnée, constituée simplement pas une accélération des mouvements respiratoires en rapport direct avec la diminution de nombre des globules du sang et leurs altérations ; il en existe une seconde signalée par Cuffer.

Dans cette forme particulière de dyspnée le rhythme respiratoire est profondément modifié et offre cette altération connue sous le nom de phénomène respiratoire de Cheyne-Stokes que l'on rencontre d'ailleurs dans d'autres affections. Il existe une période dans laquelle les mouvements respiratoires sont absolument suspendus, puis le malade fait quelques inspirations espacées qui vont en se rapprochant rapidement et deviennent en même temps de plus en plus superficielles ; lorsque les mouvements respiratoires sont arrivés ainsi à leur maximun de fréquence ils commencent à se ralentir progressivement jusqu'à l'apnée complète. La durée de cette espèce de cycle respiratoire est variable l'apnee peut durer de 3 à 4 secondes à 30 ou même 45 à 50 secondes, la période de dyspnée est généralement plus longue.

Cuffer rapporte ce phénomène de Cheyne-Slokes à l'action directe sur le bulbe d'un sang plus ou moins chargé d'oxygène et d'acide carbonique ; il fait également intervenir une action réflexe ayant son point de départ dans le poumon.

Il y a toujours dans cette urémie un abaissement très marqué de température.

§ 3. — *Urémie à forme cérébrale.*

Les accidents que l'on peut observer dans cette variété d'urémie sont fort nombreux, mais n'ont pas tous, à beaucoup près, la même importance.

Au premier rang des symptômes de l'intoxication par l'urine nous signalerons la céphalalgie. Fréquemment elle se montre comme accident prodromique, mais elle peut persister. Elle peut se présenter dans la forme comateuse aussi bien que dans la forme convulsive de l'urémie. Ses sièges de prédilection sont la région frontale, intra-orbitaire (Rilliet), occipitale (Piberet). Quelquefois elle affecte la forme hémicranique. Elle est gravative ou pulsative. Chez la malade de (l'observation I) la douleur lancinante siège du côté droit du front. C'est une véritable migraine. Chez cette autre (observatin VI) la céphalée à type intermittent paraît le matin, dure deux ou trois heures, puis disparaît dans la journée pour se reproduire dans la nuit. Elle est tantôt continue, tantôt intermittente, remarquable par sa ténacité, s'accompagne souvent d'agitation, d'insomnie de soupirs, et de plaintes. La forme intermittente est la plus fréquemment observée.

Avec la céphalalgie on a noté parfois dans la forme comateuse aussi bien que dans la forme convulsive l'hémiopie, la diplopie, la presbytie, l'héméralopie, l'acromatisme, ainsi que les bourdonnements d'oreille, de la surdité, les mouvements convulsifs apparaissant dans les membres. surtout les membres inférieurs (A. Fournier). Ces troubles se montrent plus spécialement dans la forme convulsive de l'urémie, variété rare, qu'il ne nous a été donné d'observer dans aucun des cas cités dans notre travail.

Nous en dirons autant de l'amblyopie à laquelle M. Monod attache une valeur diagnostique plus considérable encore qu'à la céphalalgie. Précédant de peu de temps l'apparition des symptômes caractéristiques de l'urémie elle survient brusquement, en quelques heures la cécité peut être complète; elle s'accompagne ordinairement d'étincelles, d'éclairs; elle peut disparaître rapidement pour se reproduire ensuite à plusieurs reprises, son origine paraît centrale.

L'épistaxis pourrait exister dans toutes les formes d'urémie cérébrale, mais serait plus fréquente dans la forme convulsive. Elle serait l'indice d'une néphrite interstitielle.

Non moins rares que le délire, les convulsions, l'amblyopie les bourdonnements d'oreille, sont les lésions de la motilité. On a signalé des tremblements tantôt passagers, tantôt pouvant occuper tout un côté du corps (Avrard) tantôt des secousses d'un membre, l'oscillation d'un œil, des mouvements convulsifs limités au visage et aux mains. Dans le cas de M. Proust la résolution musculaire, l'anesthésie, l'hémiplégie faciale furent les symptômes observés. Le coma vint terminer la scène.

Chez la malade d'Aran, la résolution musculaire était complète, la paralysie totalement absente, les pupilles dilatées et insensibles à la lumière. Le pouls fort lent battait 50 fois par minute. La respiration était lente et stertoreuse.

Cette respiration mérite de fixer l'attention.

Elle a le caractère stertoreux du coma ordinaire et s'accompagne parfois d'un sifflement pathognomonique (Adam). Le plus souvent ralentie, elle tombe de 14 à 7 par minute (Piberet).

Quelquefois elle est accélérée sans qu'il y ait de dyspnée. La face est pâle, quelquefois livide.

La température, ordinairement abaissée (elle le serait toujours d'après MM. Charcot et Bourneville), est rarement plus élevée qu'à l'état normal.

Après la céphalalgie, le signe qui nous a le plus frappé par sa coustance, est une singulière torpeur intellectuelle et physique ; les malades se meuvent avec peine, comme à regret, l'intelligence est moins active, les idées moins nettes. Telle était la malade (obs. IV) le lendemain de son entrée salle Lorain, elle se trouvait dans un état de demi-somnolence, d'indifférence, d'hébétude complète, répondant à peine aux questions qu'on lui posait.

L'accident le plus redoutable par sa signification est le coma. Sa cause prochaine est dans l'affaiblissement, l'arrêt des oxydations interstitielles de la masse encéphalique, dans une sorte d'asphyxie du cerveau.

L'insuffisance de l'oxydation serait subordonnée à la rareté des globules rouges. Le coma serait donc une asphyxie du cerveau, l'arrêt ou l'affaiblissement des actes d'oxydation dans la substance grise des circonvolutions cérébrales. L'urémie, dont le coma forme l'un des principaux caractères et qui produit manifestement ce phénomène par l'action du sang vicié sur les circonvolutions cérébrales, n'appartient pas exclusivement à la maladie de Bright. Les lésions communes des reins, à la condition d'être doubles et généralisées, peuvent toutes la produire (Jaccoud). Il est rare que le coma existe seul, le plus souvent il s'y joint indépendamment des convulsions partielles et générales, un délire doux et tranquille qualifié par Frerichs du nom de délire monotone (E. Bertin. Article coma du *Dictionnaire encyclopédique des Sciences médicales*). La mort, dans la forme comateuse, survient le plus souvent vers le troisième ou quatrième jour.

Parmi les observations citées, l'une d'elles relate l'histoire assez curieuse d'un cas de mort subite (observ. IV).

« La malade, sans s'être trouvée plus mal, ne se plaignant que d'impossibilité d'uriner, essaye de se lever et tombe morte sans le moindre mouvement. »

L'autopsie resta à peu près muette.

On ne trouva qu'un caillot noirâtre dans les oreillettes,

du sang dans les ventricules gauches. Le cerveau était anémié, pâle, mais ne présentait pas de lésions appréciables.
Les poumons étaient œdématiés.

Nous lisons dans la thèse de doctorat de M. Vigier
(Paris, 1867) le cas emprunté à Frerichs d'une femme qui
mourut subitement en prenant sur le comptoir un verre
d'huile de ricin, comme cela se pratique journellement en
Angleterre.

On trouve à l'autopsie une maladie de Bright au second
degré.

A ce propos M. Vigier avance que la mort subite s'observe dans les différentes altérations du sang. Rare dans
l'empoisonnement par les miasmes marécageux ou pestilen-
tiels, elle a été plus souvent notée dans l'urémie.

La mort est due soit à la thrombose, soit à l'embolie.

Les coagulations sanguines qu'elles aient pour siège le
cœur ou l'artère pulmonaire se présentent surtout dans
l'endocardite, le rhumatisme articulaire aigu, la pneumonie, les lésions organiques du cœur et des gros vaisseaux
et enfin quelques maladies diathésiques et cachectiques,
comme le tubercule et le cancer, et peuvent produire la
mort subite (Bucquoy, thèse d'agrégation sur les concré-
tions sanguines (1863).

Il est difficile de dire si dans l'observation IV la mort
subite doit être attribuée au néoplasme seul ou à l'urémie.

Observation I (personnelle).

Epithélioma du col utérin. Urémie à forme dyspnéique. Trombose des veines fémorales

Elisabeth F., 46 ans, femme de ménage. Entrée dans le service le
19 avril 1883, salle Lorain lit 12, décédée le 27 juin.

Cette malade n'accuse pas d'antécédents héréditaires. Le père est
mort à 67 ans, la mère est morte en couches. Pas de maladie antérieure.

Le toucher vaginal nous permet de constater à la distance de trois
à quatre centimètres de l'orifice vulvaire un bourrelet dur; au delà du
bourrelet on trouve une légère surface ulcérée occupant le vagin et le
col utérin.

Il y a un an la malade a eu une perte de sang abondante en caillots dans l'intervalle de deux époques.

Depuis ce temps elle perd constamment soit de l'eau roussâtre, soit
des caillots.

Elle n'a commencé à souffrir que depuis deux mois. Les douleurs
ont leur siège principal au niveau de la région iliaque gauche et
n'atteignent les reins et le côté droit que si les crises sont intenses.

Ces douleurs qui ne sont pas continues se présentent par crises surtout pendant la nuit; quelquefois il survient deux crises par nuit d'un
quart d'heure de durée chacune. Quelquefois aussi ces douleurs durent toute la nuit, l'amaigrissement a fait des progrès marqués depuis
six mois. La peau a pris la teinte jaune paille caractéristique. L'appétit est diminué.

30 avril. — Le malade se plaint d'oppression depuis quelques
jours. Crachats rosés, spumeux, liquides, abondants. La toux est continue. Pas d'élévation de la température qui reste à 37°,6. Matité au
sommet droit, en avant. Râles crépitants de retour.

Le 2 mai. — La malade nous dit avoir eu pendant la nuit précédente des étouffements qui ont empêché le sommeil. Le matin au

moment de la visite elle est encore un peu étouffée. Administration d'un lavement purgatif.

Le 7 mai. — Les étouffements se sont reproduits les nuits précédentes. Elle est obligée de se tenir assise sur son lit pendant la nuit, les bras appuyés en arrière. La respiration, ce matin, est fréquente, cinquante-deux par minute. On lui prescrit quinze grammes d'eau-de-vie allemande. Œdème de la jambe droite.

Le 9. — Amélioration légère dans la respiration. Mais la malade n'a eu qu'une heure de sommeil. De plus elle se plaint d'avoir une soif continue, la bouche empâtée. La toux est fréquente. La langue est rouge vif, sèche.

Depuis deux jours il s'est manifesté de la céphalalgie. Cette douleur, lancinante, est localisée au côté droit du front. — Pendant les accès de suffocation, elle perd connaissance, mais avoue n'avoir jamais eu de convulsions.

Pas de saillies dans l'abdomen à la palpation.

Les battements cardiaques sont sourds.

Le 11. — On lui administre un lavement purgatif.

Le 12 mai. — Les étouffements persistent au même degré malgré l'administration de 15 grammes d'eau-de-vie allemande et d'un lavement purgatif. Selles fréquentes pendant toute la nuit. Il est impossible d'apprécier la quantité d'urines émise en vingt-quatre heures, la malade urinant avec le bassin.

Le 14. — Nulle modification dans son état. Sur sa demande on lui fait appliquer vingt ventouses sèches qui l'ont soulagée la veille et lui ont procuré une heure de sommeil.

L'urine qui a pu être recueillie s'élève à un demi litre environ, le reste a passé dans le bassin avec la diarrhée.

Le 15 mai. — Examen des urines. La quantité émise dans la journée du 14 au 15 s'élève à 400 cent. cubes environ.

Analyse des urines émises du 14 au 15 mai, faite par M. le pharmacien Goy.

Quantité, 400 cent. cubes.

Couleur claire.

Mairel   4

Odeur fétide.

Réaction neutre.

Densité, 1008.

Urée totale, 4 grammes.

Albumine, quelques traces.

Pas de sucre.

Acide phosphorique total, 0 gr. 50.

Chlorures ramenés à l'état de chlorure de sodium, 0,92 par vingt-quatre heures.

Du 17 au 22 mai. — Aucun changement appréciable dans l'état de la patiente, si ce n'est la persistance de la soif, avec sensation de sécheresse dans la gorge et douleur au moment de la déglutition. La voix est faible, enrouée, la parole hésitante.

Le 24. — L'œdème qui jusque-là n'existait qu'à la jambe droite a gagné la main et l'avant-bras dans son tiers inférieur, du même côté. Pas de douleur à la pression.

2 juin. — Dyspnée considérable. Lèvres violettes. Ni céphalalgie, ni vomissements. Diarrhée abondante (5 à 6 selles par jour).

5 juin. — Quintes de toux suivies de vomissements alimentaires.

19 juin. — Ce matin la malade se plaint d'une douleur dans le ventre, qui aurait débuté il y a trois ou quatre jours. Cette douleur spontanée est exaspérée par la pression et par les secousses de toux qui est très fréquente depuis quelque temps.

L'œdème monte à présent jusqu'au thorax. Sur la muqueuse buccale on constate quelques points de muguet. La malade exhale une odeur urineuse. Les jambes sont œdémateuses, pâles, mais on ne remarque pas de dilatation des veines superficielles. La pression au niveau des mollets est un peu douloureuse. Température 36°,6.

Le 23. — A l'auscultation on entend dans la région précordiale, un bruit de frottement, de cuir neuf.

Le 26. — L'agonie a commencé ce matin, et s'est terminée le 27 à midi.

Autopsie faite le 29.

Le cerveau est pâle, anémié.

Le poumon droit est intact ; il existe une légère pneumonie lobulaire au niveau du poumon gauche.

Le cœur est large, chargé de graisse.

L'aorte, très dilatée, contient un kyste fibrineux de la grosseur d'une noix. Aortite.

Le péricarde est le siège d'un épanchement assez considérable, il existe de la péricardite plastique.

Le foie est normal, la vésicule biliaire est dilatée.

L'estomac est également dilaté.

La rate est petite et dure.

Utérus.— Il existe à droite une dilatation considérable de la trompe de Fallope qui adhère à l'utérus par des brides très résistantes. Cette trompe présente la dimension d'un œuf.

Au niveau du fond de l'utérus, on remarque un kyste sous-péritonéal présentant des parois et un contenu transparents.

Des ulcérations cancéreuses à fond déchiqueté ont envahi le col utérin qui a disparu sous l'influence de la nécrose.

L'épithéliona a envahi également le vagin dans sa partie supérieure.

La vessie, fortement dilatée, communique par une perforation avec le conduit vaginal.

Les uretères sont dilatés dans toute leur étendue au-dessus de la vessie et ont acquis le volume du petit doigt.

Les reins présentent leur volume normal ; ils se décortiquent facilement ; ils présentent dans toute leur étendue une coloration blanchâtre marquée çà et là de taches brunes.

Leur surface, vaguement lobulee, n'est le siège d'aucun kyste.

En incisant les reins suivant une direction longitudinale, on voit les calices et les bassinets fortement dilatés, ils ne contiennent ni pus ni calculs, mais on trouve dans trois ou quatre points, des kystes séreux de la grosseur d'un grain de chénevis.

Les substances corticale et pyramidale sont considérablement réduites de volume par la dilatation des calices et des bassinets.

La substance corticale est en grande partie blanchâtre.

Les pyramides très atrophiées, sont rouges. Pas d'athérome du système artériel.

Néphrite interstitielle.

OBSERVATION II (personnelle).

Épithélioma utérin. Névralgie iléo-lombaire. Néphrite secondaire. Accidents urémiques. Vomissements. Coma. Absence d'hérédité.

Alphonsine C.., âgée de 38 ans, passementière, entrée le 1er novembre 1882, salle Lorain, lit 25, décédée le 10 mai 1883.

Réglée à 12 ans. Les règles étaient régulières jusqu'au mois de mai dernier, mais depuis des années elle perdait abondamment en blanc.

Au mois de mai elle a eu des pertes rouges abondantes qui depuis lors ont continué avec des intervalles de quelques jours, deux ou trois parfois, d'autres fois quinze à dix-huit jours. Elle rend peu de sang mais surtout des caillots volumineux.

Au toucher. — Au toucher on sent en haut derrière les pubis un cercle dur qui n'est que la lèvre du museau de tanche. En bas, on sent un énorme champignon sortant de la cavité du col. Dans l'intervalle des hémorrhagies il y a des pertes blanches abondantes et très fétides.

L'appétit est assez bien conservé. La teinte est jaune et pâle. Pas de souffles anémiques. Les conjonctives sont décolorées.

8 janvier. — Injections vaginales au tannin.

10. — La malade a vomi ses aliments hier.

16. — Elle se plaint de douleurs dans le bas-ventre, siégeant dans la région hypogastrique et les fosses iliaques, surtout à droite. La malade les compare à des tiraillements, à ce niveau la pression est douloureuse.

19. — Dans la nuit, vers deux heures, il y a eu une hémorrhagie abondante. Ce matin au moment de la visite la malade est dans le décubitus dorsal. Très épuisée, elle ne peut faire un mouvement sans être prise de faiblesse. Elle parle bas. La température est de 37°.

20. — Mieux sensible. L'hémorrhagie s'est arrêtée hier vers midi. Depuis il existe des pertes blanches.

3 février. — Les urines sont abondantes et s'élèvent à 2 litres. On y trouve de l'albumine en notable quantité.

5. — La malade a eu des vomissements hier et cette nuit. Elle a constamment envie de vomir. L'appétit est nul. Douleurs dans les reins. Elle a en plus des coliques et des gaz, il lui semble, dit-elle, que ses intestins roulent dans le ventre. La langue rouge, sèche, se meut avec peine. Les urines sont toujours abondantes, 2 litres 1/4. Densité 1010.

Absence de céphalée. Un peu d'oppression. On lui administre 1 gr. de scammonée.

6. — Elle a eu la diarrhée hier, mais avant d'avoir pris son purgatif.

Les vomissements sont continuels. Elle rend le lait qu'elle prend (coagulum de lait entouré de matières aqueuses). Les faiblesses l'ont reprise. Elle se sentait sur le point de perdre connaissance.

La scammonée a déterminé quinze selles.

7. — Légère amélioration dans son état. Cependant ce matin elle a vomi une fois un verre environ de liquide ressemblant à du bouillon.

8. — Mieux sensible, pas de vomissements.

12. — Hier au soir elle a eu une légère hémorrhagie. Elle est reprise de vomissements alimentaires.

Depuis quinze jours environ elle souffre en urinant.

Des capsules de térébenthine ont été ordonnées.

Les vomissements paraissent devoir se rattacher à l'administration de ce remède, car les vomissements ont l'odeur spéciale de ces capsules.

17 février. — La diarrhée s'est montrée depuis hier.

2 mars. — Depuis quelques jours il est survenu des acccès douloureux se traduisant par des coliques et ensuite par des souffrances extrêmement vives surtout au moment où elle va à la garde-robe. A ce moment elle pousse des cris. Ces douleurs reviennent le plus souvent dans la matinée.

Depuis près de quinze jours la diarrhée persiste. La miction est toujours douloureuse. Les urines s'élèvent de 750 à 1000 gr. par jour.

13 mars. — La malade semble aller mieux. L'état général se maintient. Elle se sent plus forte et a meilleur appétit.

On sonde la malade afin de rechercher l'albumine en éliminant les causes d'erreur possibles dues à l'écoulement de l'épithéliome.

L'urine ainsi obtenue est pâle, trouble, ce qui est dû probablemen· aux phosphates terreux, car elle s'éclaircit par l'addition de quelques gouttes d'acide azotique. Elle est légèrement alcaline au moment même de l'émission. La densité s'élève à 1010. L'albumine est en quantité notable. Pas de sucre. Un peu d'indican. Absence de pus révélée par l'acide acétique et l'ammoniaque qui ne donnent pas de coagulum. La quantité reste normale ; chaque jour de 1000 à 1500 grammes.

27 mars. — Phlegmatia alba dolens de la jambe gauche. Le pied et la jambe sont le siège d'un œdème blanc et mou, douloureux à la pression au niveau du mollet. Administration de tisane de chiendent.

2 avril. — La malade s'est aperçue depuis quatre ou cinq jours qu'elle avait deux grosseurs sous l'angle de la mâchoire à droite. Ces grosseurs sont constituées par deux ganglions du volume d'un œuf de pigeon durs et immobiles, sensibles seulement à la pression.

24. — L'œdème a gagné le pied droit.

28. — Depuis deux jours elle laisse aller ses urines sous elle.

9 mai. — La malade est abattue, la parole est difficile, inintelligible. L'anorexie est complète. La miction est douloureuse, cuisante. La quantité s'élève à 750 gr. environ.

Le pouls est petit, mais plein. La respiration pénible depuis trois jours.

L'auscultation est impossible, la malade ne voulant pas s'y prêter. Elle se plaint beaucoup de la cuisse gauche.

A l'examen de ce membre, on trouve la face interne de la cuisse et la grande lèvre gauche confondues en une grosse tumeur bombée, recouverte d'une peau luisante, tendue et rouge. La sensibilité est très vive à ce niveau. Le moindre contact avec le doigt arrache des cris à la patiente.

Mort survenue le 10 mai.

Autopsie.

Poumons. — Le droit est un peu adhérent par des tractus longs, résistants et organisés. Un peu d'épanchement dans la plèvre.

Le poumon gauche est sain.

Foie. — Cet organe est très gros, blanc jaunâtre. Sensation de graisse au toucher. Le couteau se recouvre de graisse à la section du parenchyme hépatique.

Le vagin entier, une partie du périnée et l'utérus avec son col sont transformés en une masse de tissu grisâtre ramolli, exhalant une odeur fétide.

L'*uretère* du côté gauche a le volume du petit doigt. Celui du côté droit également dilaté, présente un volume moitié moindre.

Le *rein droit*, de volume normal, présente un kyste à contenu gélatineux. La surface rénale est lisse, la capsule se détache facilement sur certains points et très difficilement sur d'autres. La substance corticale est blanche, les pyramides normales.

Le *rein gauche* est plus altéré. Il est petit, lobulé, et occupé presque entièrement par le bassinet, et les calices qui sont extrêmement dilatés et remplis d'une urine fétide. La substance rénale est réduite à une coque. Les pyramides présentent une coloration blanchâtre.

Énorme kyste du ligament large.

Le cœur est petit, les orifices normaux.

Épanchement dans le péricarde. Un verre environ de sérosité.

OBSERVATION III

Communiquée par M. le Dr Lancereaux.

Girardin Léontine, 28 ans, journalière. Entrée le 11 juin 1877, salle Sainte-Adélaïde, lit n° 21, (hôpital Saint-Antoine). Décédée le 7 août 1877.

Diagnostic porté : épithélioma du col. Accidents urémiques à forme gastro-intestinale, ayant déterminé la mort; dyspnée, anoxémie, asphyxie.

La maladie a débuté vers le mois de mars 1875.

A cette époque la malade a eu des pertes très fréquentes qui se sont renouvelées par intervalle. Elle entre à l'hôpital le 11 juin dans un état de cachexie assez prononcée. C'est une femme petite, maigre, au teint jaune paille.

Le toucher pratiqué fait reconnaître un épithéliome du col, il y a un écoulement ichoreux purulent par la vulve. La malade dès le début perd ses urines. L'analyse chimique y montre la présence de l'albumine.

7 juillet. — Vomissements aqueux et alimentaires. Diarrhée.

Le 9. — Les vomissements et la diarrhée continuent. Absence de céphalalgie. Les vomissements sont verdâtres, blanchâtres, très liquides. Le régime lacté est institué. Eau de Seltz.

10 juillet. — L'état est peu changé. Mais on voit apparaître sur la muqueuse buccale quelques points de muguet. La malade dit qu'elle n'urine plus depuis quelques jours, d'ailleurs elle perd ses urines. Cet état persiste jusqu'à la fin de juillet. Les vomissements avec les caractères sus-mentionnés ont continué. Cinq purgatifs (scammonée, ricin) sont administrés. Après chacun d'eux il y a douze ou vingt-quatre heures d'amélioration.

2 août. — La malade dont la cachexie ne fait que croître, est très faible. La teinte jaune-paille, très accusé, tend à la teinte ictérique. Le regard s'éteint, la face s'amaigrit, les lèvres se décolorent. L'haleine est très fétide, la parole embarrassée, la langue semble se mouvoir difficilement, elle est rouge et sèche. La malade a en effet sur la muqueuse buccale une éruption d'une nature tout à fait particulière. Ce sont des ulcérations siégeant sur la face interne des lèvres, des joues, des bords de la langue, ici en larges plaques irrégulières, là en plaques plus petites, ces dernières ressemblant à des plaques muqueuses surtout sur les commissures labiales. Il y a sur ces ulcérations un soulè-

vement épithélial analogue à des plaques de pemphigus, ressemblant à des fausses membranes.

4 août. — Amélioration dans l'état de la muqueuse buccale. La parole est plus facile. On administre un purgatif (scammonée 1 gr.). Douze heures d'accalmie dans les vomissements qui étaient devenus presque continuels depuis deux jours.

Le 5 août. — On sonde la malade. On obtient quelques gouttes à peine d'une urine qui se coagule rapidement par l'acide nitrique. Les pertes vaginales ont presque disparu au dire de la patiente.

Le 7 août. — Mort non accompagnée de convulsions. Agonie calme de 12 heures.

Autopsie.

Les *poumons* sont œdématiés, pigmentés.

Le cœur est chargé de graisse à sa base ; il contient quelques caillots fibrineux et du sang liquide. Le tissu musculaire est chargé de graisse. Les valvules sont normales.

Le *foie et la rate* sont normaux.

Le péritoine. Absence d'épanchement. Le péritoine du petit bassin est intact.

La *vessie* communique avec le vagin par une longue ouverture. C'est un vaste cloaque où aboutit l'uretère gauche qui est sectionné par le néoplasme. Les deux uretères sont dilatés, le gauche plus que le droit.

Les *reins* sont atteints d'hydronéphrose double plus prononcée à gauche. Le tissu rénal est induré ; il est couleur chair d'anguille. Atrophie des pyramides, disparation des sommets. Atrophie de la substance corticale.

Le vagin est atteint de vaginite.

Le col de l'utérus a disparu ; le fond de l'organe seul subsiste, tout le reste ayant été dévoré par le néoplasme. Léger degré de péritonite du péritoine pariétal.

Un des *ovaires* est pris dans la masse ulcérée et suppure. Il est enflammé à sa partie centrale. Il participe à la néoplasie par sa partie périphérique. Les ganglions du bassin sont altérés.

Observation IV (communiquée par M. le Dr Lancereaux).

Carcinôme utérin. Oblitération des uretères. Absence d'hérédité. Urémie. Mort subite sans lésions cérébrales.

Anna D. 49 ans, ménagère. Entrée le 22 octobre 1877, salle Sainte-Adélaïde, lit 19 (Saint-Antoine). Décédée le 23 octobre 1877.

Le 23 au matin au moment de la visite on trouve la malade dans un état de demi-somnolence, d'indifférence, d'hébétude complète. Elle se plaint de douleurs intenses dans les flancs, surtout à droite où la moindre pression à ce niveau lui arrache des cris.

Au toucher on trouve le col utérin presque détruit et à sa place un bouquet de fongosités ulcérées très abondantes, particulièrement en avant où elles sont tout-à-fait ramollies et comme pulpeuses. La malade n'urine pas depuis quatre à cinq jours. Avec la sonde on retire environ 50 grammes de sa vessie, d'une urine épaisse, brunâtre, lie de vin, semée de petits filets rougeâtres et de stries purulentes.

Il y a eu deux vomissements dans la matinée, mais la malade n'a pas été à la selle. La respiration est très gênée, haletante, mais l'auscultation ne fournit rien, pas de souffle au cœur.

6 *heures du soir*. — Les vomissements avaient cessé, la malade n'avait pas pris de purgatif, lorsque sans qu'elle se fût trouvée plus mal, continuant à se plaindre de ne pouvoir uriner, et au moment où l'on allait lui donner un lavement, elle essaye de se lever et tombe morte sans le moindre mouvement.

Autopsie.

Le cœur contient un caillot noirâtre dans les oreillettes. Il y a du sang noirâtre dans le ventricule gauche, les valvules sont saines.

La cavité ventriculaire gauche est petite, les parois en sont hypertrophiées.

Le *cerveau* est anémie, pâle, mais sans lésions appréciables.

Les poumons sont œdématiés.

Les intestins sans lésions. La rate ferme, le foie normal.

Reins. — Le rein droit est augmenté de volume, la substance corticale est jaunâtre, dure. Les pyramides normales. La capsule se détache facilement. Dans le rein *gauche* l'atrophie existe au détriment des cônes et des pyramides. La substance corticale est jaunâtre. Les deux bassinets sont très dilatés et remplis d'urine.

Les urétères dilatés ayant acquis un centimètre et demi de diamètre viennent aboutir à des végétations cancéreuses qui couvrent le bas-fond de la vessie et qui obstruent leur embouchure. Il existe une fistule faisant communiquer la vessie avec le vagin.

Les urines prises dans les uretères contiennent en outre de l'albumine, des cellules épithéliales abondantes, mais très peu de sels.

Le *col utérin* possède de nombreuses fongosités ramollies. Le corps de l'organe est hypertrophiée.

OBSERVATION **V**

Communiquée par M. le Dr Lancereaux (non suivie d'autopsie) la malade ayant quitté le service ayant l'issue fatale.
Épithélioma du museau de tanche et céphalée urémique. Néphrite par rétention.

F..., Marie, 52 ans, blanchisseuse, entrée le 1er avril 1881, salle Lorain, lit 18, en sort le 16 avril.

Il y a neuf mois que cette malade a commencé à perdre d'abord du sang, puis des pertes blanches ont suivi, maintenant il s'écoule par l'orifice vulvaire de l'eau roussâtre. Depuis trois mois elle éprouve des douleurs très vives avec irradiations dans les cuisses. La miction est elle-même très douloureuse.

Les urines sont peu abondantes. L'analyse faite le 7 avril donne les résultats suivants :

Quantité émise dans les vingt-quatre heures, 550 cc.

Couleur rougeâtre.

Aspect louche. Le dépôt se redissout par l'addition de quelques gouttes d'acide nitrique.

La réaction est très nettement alcaline.

Densité, 1010.

Urée, 11 gr. 10 par litre.

Acide phosphorique anhydre 0 gr. 83 par litre, ce qui correspond à 1 gr. 82 de phosphate de chaux.

Chlorure de sodium 5 gr. 20 par litre. Pas d'albumine ni de sucre.

Le phénomène le plus remarquable que présente la malade durant son séjour à l'hôpital est une céphalée qui a débuté il y a trois semaines. Elle éprouve la sensation d'une barre de fer sur le front, cette douleur paraît le matin, dure deux ou trois heures, puis disparaît pour reparaître dans la nuit. Le sommeil est rendu impossible par suite des violentes douleurs qu'éprouve la patiente.

Nous avons ici affaire à l'urémie à forme cérébrale avec céphalée à type intermittent.

Observation VI

Aran. *Gazette médicale des Hôpitaux*, 1860.

Cancer de l'utérus. Compression des uretères. Hydronéphrose consécutire. Suppression de la sécrétion urinaire. Accidents nerveux à forme comateuse.

Le 10 septembre, à dix heures du soir, une vieille femme amaigrie, cachectique, passait devant l'hôpital Saint-Antoine, quand subitement elle tomba sans connaissance sur le trottoir. On la transporta dans mon service. Les membres étaient dans une résolution complète. Les traits de la face qui était d'une pâleur extrême n'étaient pas déviés. On ne constatait de paralysie ni d'un côté ni de l'autre du corps, les pupilles étaient dilatées et insensibles à la lumière. Impossible d'obtenir une réponse de la malade. Respiration bruyante et stertoreuse. Le pouls très lent, battait environ 50 fois par minute. Quelques heures après son entrée la malade succombait.

Le lendemain à l'amphithéâtre on pratiqua le toucher vaginal qui fit d'abord reconnaître un cancer énorme remplissant toute la cavité pelvienne. A l'ouverture de l'abdomen on trouva les deux uretères comprimés dans la vessie par une tumeur utérine, considérablement distendus au-dessus des points où siégeait la compression. Ils avaient l'un et l'autre le volume d'une anse d'intestin grêle. Les deux reins complètement détruits sont couvertis en une espèce de coque fibreuse.

OBSERVATION VII

Rapportée par M. le Dr Proust (service du professeur Lasègue) 1860. Phénomènes urémiques par compression des uretères chez une femme atteinte de cancer utérin.

Marie D.., 53 ans, blanchisseuse, entrée le 10 octobre 1860, salle Saint-Jean, n° 9.

Elle était affectée d'un cancer utérin dont les premiers symptômes remontaient à neuf mois. Elle avait eu trois pertes abondantes, avait beaucoup maigri et était profondément anémiée. Souffle carotidien continu avec redoublement sur le côté droit, intermittent à gauche. Par le toucher vaginal on arrivait presque immédiatement dans une cavité anfractueuse irrégulière avec des brides nombreuses, et il était impossible de retrouver le col. Leucorrhée abondante et fétide, léger œdème des membres inférieurs. L'appétit était presque conservé. Les urines peu abondantes sont rendues assez facilement. Pendant douze jours la malade ne présente aucun signe nouveau. Son traitement consiste en préparations opiacées, chlorurées et quelques laxatifs.

Le 22 octobre. — Elle perdit l'appétit, fut prise de vomissements péu nombreux sans odeur ammoniacale qui durèrent deux ou trois jours et furent combattues par une potion cordiale et une potion de Rivière.

En même temps se manifeste une incontinence d'urine et des matières.

Le 24. — La malade qui avait conservé toutes ses facultés intellectuelle tomba dans le marasme, toujours endormie, ne demandant rien, répondant à peine aux questions qu'on lui posait.

Cet état de somnolence ne fit qu'augmenter, la résolution des membres jusque là incomplète, s'aggrava, l'anesthésie précéda la perte du mouvement.

En même temps les urines devinrent plus rares et presque nulles malgré le cathétérisme.

Le 29 octobre on constata une hémiplégie faciale.

La bouche était déviée du côté droit.

Le 30. — Coma absolu, perte complète de la sensibilité de tout le corps. La résolution n'est pas encore complète.

Le pouls à 88 a toute son ampleur. Le souffle carotidien a disparu.

Le 31. — Mort dans le coma.

Autopsie.

Crâne. — Pas d'injections des méninges, ni sérosité arachnoïdienne. Pas d'épanehement ventriculaire, ni d'altérations des autres parties de l'encéphale.

Thorax. — Poumons sains. Cœur normal. Quelques caillots fibrineux dans les cavités droites.

L'estomac, l'intestin grêle le gros intestin présentent en quelques-uns de leurs points de légères arborisations.

Organes génito-urinaire. — Les reins sont de volume très inégal. Le rein gauche a verticalement 13 centimètres, transversalement 6 centimètres 1/2. A la coupe un peu d'infiltration plastique qui déborde et masque les pyramides. Les parois circonscrivant le bassinet ont 4 centimètres dans leur plus grande épaisseur.

L'uretère gauche a le calibre du petit doigt, ses parois sont blanches et amincies.

Rein droit. — A verticalement 9 centimètres sur 5 transversalement. A la palpation on éprouve une sensation de fluctuation profonde.

A la coupe il a à son centre une cavité assez large, à parois blanches, très lisses, épaisses de 2 centim. à peine, contenant plus d'un verre d'urine.

L'uretère droit a environ le volume du pouce dans toute son étendue. Les parois sont très amincies.

La vessie contient un demi verre d'urine à peine, ses parois sont saines. Les orifices des uretères ne sont pas complètement fermés.

Le vagin dans sa partie supérieure offre des saillies végétantes cancéreuses. Le col utérin est complètement détruit et remplacé pas des ulcérations anfractueuses.

La tumeur utérine repose sur les uretères qu'elle comprime. Les parois utérines sont infiltrées de cancer dans leur quart inférieur. Les ovaires sont sains.

OBSERVATION VIII

Communiquée par M. le Dr Lancereaux.

Elisabeth D..., 30 ans. Entrée le 30 septem're 1881, salle Lorain, lit n° 38, décédée le 8 octobre 1881. Cette malade est réglée d'une manière irrégulière depuis l'âge de 17 ans.

A son entrée dans le service elle présente un amaigrissement considérable qui a débuté il y a trois mois. Depuis cette époque elle éprouve des douleurs dans les reins, douleurs s'irradiant dans la cuisse et la jambe gauche. Elles ont pour point de départ la région rénale gauche, aboutissent à l'arcade crurale, suivent la face antérieure de la cuisse et s'arrêtent à la partie postérieure du pied.

1er octobre. — Œdème blanc, douloureux ; dilatation des veines sous-cutanées. La diarrhée alterne avec la constipation. Au moment de l'apparition de l'œdème la malade est prise de vomissements.

Les urines sont rares, foncées en couleur. Leur réaction est acide. Leur densité est 1012.

5 octobre. — Depuis trois jours la malade est atteinte de diarrhée verdâtre.

Le toucher pratiqué révèle l'existence d'un épithéliome du col propagé à la vessie (hérédité), *phlegmatia alba dolens.*

7. — La malade dont les évacuations alvines ont un peu diminué dans leur fréquence est dans une prostration complète.

Le 8. — Mort dans le coma.

L'autopsie pratiquée le 10 octobre nous donna les résultats suivant :

Les reins, petits, aplatis, se décortiquent facilement. Ils ont une teinte blanc-jaunâtre à peu près uniforme.

Les calices sont dilatés ainsi que les bassinets, les papilles atrophiées. Hydronéphrose très marquée.

Utérus. — Tout l'organe est envahi par une tumeur épithéliomateuse qui a détruit le col, complètement gagné le corps et forme des bourgeons sous-péritonéaux de la grosseur de petites pommes. De plus il existe au niveau du bas-fond de la vessie des bourgeons cancéreux ; l'un d'eux de la grosseur d'un marron, occupe le côté droit, soulève la muqueuse qui n'est pas complètement envahie; à gauche le bourgeon est le double en volume, la muqueuse est envahie dans son entier.

Les orifices des uretères sont projetés en avant, comprimés à leur partie inférieure par des masses néoplasiques, dilatés supérieurement dans toute leur étendue.

Observation IX (communiquée par M. Lancereaux).

Epithélioma vaginal et utérin avec propagation à la vessie. Néphrite
consécutive. Anurie.

La nommée Barbe J., 31 ans, entrée le 24 juillet 1880, salle Sainte-
Geneviève, lit 11. Décédée le 11 octobre.

Réglée depuis l'âge de 12 ans et demi, mais d'une façon irrégulière. Elle n'a jamais eu de maladies antérieures.

Depuis le mois de janvier 1880, la malade a des pertes blanches ;
pendant deux mois elle a perdu de l'eau rougeâtre, puis du sang. Tous
ces écoulements avaient une odeur fétide.

Depuis trois semaines, il s'écoule continuellement de la vulve un
liquide blanc à odeur urineuse. Tous ces accidents ont été accompagnés de douleurs. Actuellement la malade n'offre rien de bien caractéristique si ce n'est un certain degré d'obésité. La peau est pâle, flasque, mais n'est le siége d'aucune éruption. La face est rouge. La vue
claire. Rien à noter du côté de la bouche.

L'abdomen est ballonné, non douloureux à la palpation. Pas de
douleurs, ni de fourmillements, ni de contractures, soit dans les membres supérieurs, soit dans les inférieurs. Absence de transpiration.
La seule chose dont se plaigne la malade est une céphalée continue,
lancinante.

Les fonctions digestives sont troublées. Il y a des régurgitations
mais pas de constipation.

La région rénale est le siège de douleurs. La miction est insigni-
fiante, malgré son envie d'uriner, la malade ne rend que très peu de
liquide dont le passage est souvent douloureux.

L'urine présente sur le fond du vase un sédiment grisâtre à la surface duquel on observe quelques stries filamenteuses de sang. Le
liquide émis est trouble, jaune pâle et fétide.

13 septembre. — Douleurs dans tout le ventre. L'écoulement uri-

naire a cessé. Vomissements alimentaires survenant une heure après le repas.

27. — Des vomissements alimentaires ou liquides se montrent après chaque repas. Quand la malade ne prend pas d'aliments, les matières rejetées sont verdâtres et liquides. Ces vomissements se sont déclarés deux jours après que l'écoulement de l'urine a cessé brusquement.

La peau de la figure et de tout le corps est pâle, bouffie, et donne lieu à des démangeaisons. La malade a une tendance insurmontable au sommeil ; nuit et jour elle est somnolente.

1er octobre. — L'urine a recommencé à couler, elle est striée de sang, et en petite quantité.

6 octobre. — La malade est de plus en plus affaissée, répond à peine aux questions qu'on lui adresse.

8 octobre. — Le coma est apparu depuis hier.

Respiration lente, stertoreuse. La température est de 36°,8.

Elle succombe le 11.

Autopsie. — Les poumons sont congestionnés.

Le cœur est enveloppé d'une épaisse couche de tissu cellulaire, les parois sont flasques, le muscle décoloré. Absence de caillots, on ne trouve que du sang liquide dans le cœur.

L'estomac, l'intestin sont le siège d'un catarrhe chronique, la muqueuse est épaissie.

Le col de l'utérus est bosselé, ulcéré, recouvert de proéminences irrégulières. Les bords de l'ulcère sont durs, les parties avoisinantes hyperhémiées. La paroi supérieure et antérieure du côté gauche du vagin est prise en grande partie par une lésion semblable. Les parties atteintes sont recouvertes de détritus blanc grisâtre. Au milieu de cette perte de substance on observe une perforation par laquelle on peut introduire trois doigts et qui fait communiquer le vagin avec la vessie.

La muqueuse vésicale est le siège d'une congestion avec épaississement.

Les uretères dilatés sont quatre fois plus gros que normalement, ils sont transparents et blanchâtres.

Les deux reins sont considérablement augmentés de volume, l
capsule est mince, transparente, distendue.

La surface rénale est lisse, blanchâtre.

Les calices et les bassinets sont dilatés. La couche corticale et les
pyramides de Malpighi sont d'une coloration rose pâle, distendues et
un peu aplaties.

OBSERVATION X (résumée) due à **M**. le Dr Lancereaux.

Epithéliome ayant envahi le corps utérin, le col, puis le rectum et la vessie. Compression de la vessie et des uretères ; néphrite interstitielle consécutive. Polyurie

Louise S., 48 ans, entrée le 8 juin 1879 salle Sainte-Geneviève lit
n° 12, décédée le 15 février.

La malade a des pertes de sang depuis deux ans. Actuellement
elle perd presque tous les jours quelques gouttes de sang, mais
pas de liquide blanchâtre. Légère odeur de l'écoulement vaginal.

Œdème des jambes, des cuisses et des grandes lèvres, rien aux
pieds. Au toucher derrière la symphyse du pubis on sent la vessie et
derrière celle-ci et en haut le col de l'utérus entr'ouvert, granuleux,
mou et difficilement accessible au doigt.

L'urine claire, transparente contient quelques flocons d'albumine.
La densité est 1008, la quantité est de 2 litres. La constipation est
opiniâtre, la miction fréquente ; depuis deux mois l'appétit est très di-
minuée. Pas de vomissements.

24 juin. — La malade se plaint d'une douleur qui partant de la
région externe de la malléole droite aboutit aux orteils qui sont en-
gourdis et sont le siège de fourmillements et de picotements. Hyperesthésie à la région dorsale du pied. Rien à la partie interne du pied.
Hyperesthésie à la région externe et antérieure de la jambe, rien à la
région interne. Même phénomène à la partie externe de la cuisse.
L'hyperesthésie cesse au niveau du tiers supérieur de la cuisse.

25. — Urines 900 grammes D. 1014. Albumine en notable quantité. Ce matin pesanteur à l'estomac. Vomissement de bile.

7 juillet. — Depuis le 1er, la malade vomit assez abondamment, les vomissements ont le caractère urémique. Anorexie complète. La perte de sang continue ; depuis le 1er juillet la quantité des urines rendues a été sans cesse en diminuant :

2 juillet. — 600 grammes.

3. — 500 gr.

4. — 500.

5. — 400.

6. — 250.

7. — 400.

L'œdème des jambes persiste.

8 juillet. — Les vomissements persistent. La malade a des éblouissements. Quantité d'urines 300 grammes.

9. — Quantité d'urines 250 gr. Vomissements verdâtres. La malade ne mange pas. Les éblouissements durent toujours.

10. — Pas de miction, Le cathétérisme ne fournit que peu d'urine, d'une densité de 1010.

11. — Urine émise 400 gr. Moins de vomissements, qui cessent le 12 juillet. L'appétit est un peu revenu. Les urines montent à 600 gr.

13 juillet. — 800 gr. d'urines. Mieux sensible.

14. — 1400 gr. Densité 1006. Faible précipité d'albumine.

15. — 2300 gr. La malade se plaint de gaz qui l'étouffent.

16. — 1700 gr. Constipation.

17. — 1200 gr. La langue se recouvre de muguet.

18. — 1000 gr.

19 et 20 juillet. — 1 litre d'urine.

21. — 1200 grammes.

22. — 2000 gr. La diarrhée est apparue hier.

23. — 2200 gr. Crampes d'estomac.

25. — 1800 gr.

29. — 1500 gr.

31. — Suppression du lait, 3 litres d'urines.

5 août. — 3 litres.

9 août. — 2 litres.

14. — Depuis huit jours la maladie se plaint de suer beaucoup, 1200 grammes d'urine.

15. — Fièvre pendant la nuit. Forte constipation, 800 gr. d'urine, très léger nuage d'albumine.

18. — La cuisse gauche ainsi que les grandes lèvres sont gonflées. Douleur vive dans la cuisse, 1500 gr. d'urine.

19. — 1750 grammes.

20. — 2000 grammes. Densité 1010. Albumine. Régime lacté institué.

21. — 2000 grammes. Forte diarrhée depuis quelques jours.

27. — 2500 grammes.

5 septembre. — Diarrhée. Douleur fort vive dans le genou droit.

Du 13 au 20. — Les urines se maintiennent à 2 litres environ et contiennent peu d'albumine.

20. — 1500 grammes. Incontinence nocturne.

25. — Phlegmatia albu dolens du membre inférieur gauche. Veines superficielles bien développées.

2 octobre. — Depuis quelques jours la malade éprouve des brûlures de l'estomac. Aujourd'hui elle a vomi deux cuillerées d'un liquide verdâtre. Diarrhée.

Depuis ce moment jusqu'à la fin d'octobre, les seuls faits dignes de remarque sont une polyurie persistante, et des douleurs dues à une sciatique qu'elle a depuis plusieurs mois et pour laquelle on lui fait des injections sous cutanées de morphine.

22 novembre. — Les vomissements et la diarrhée ont reparu depuis trois ou quatre jours.

1er décembre. — Les vomissements ont cessé, mais la diarrhée continue.

4. — 400 gr. d'urine. OEdème considérable des jambes.

5 décembre. — 600 gr. d'urine. Les vomissements continuent.

6. — 1100 gr. La diarrhée a disparu depuis deux jours, aussi dit-elle aller plus mal et être plus enflée. Température 36°,2.

9 décembre. — 500 gr. d'urine. Un peu moins de vomissements. Inappétence à peu près absolue. L'anémie assez considérable a fait des progrès depuis quelques jours.

13. — Envie incessante de dormir.

15. — La malade rend la plus grande partie de ses aliments.

22. — 700 gr. d'urine. Densité 1012. L'albumine persiste en quantité notable. Les pertes de sang reprennent la malade.

Le 29. — Les pertes sanguines ont diminué, l'œdème des jambes à complètement disparu. Anémie profonde. Vomissements continus.

13 janvier. — Absence d'appétit, langue jaunâtre, vomissements alimentaires. Coliques et diarrhée, incontinence des urines. Œdème des membres inférieurs plus prononcé à gauche, aux pieds plus qu'aux jambes, pas de céphalalgie. Douleurs dans la jambe et dans le pied, douleurs que la malade compare à une morsure de chien.

14 janvier. — 750 gr. d'urine. Densité 1010. Pas d'albumine.

26. — La diarrhée continue depuis dix jours. La malade très affaiblie est constamment assoupie.

4 février. — L'œdème très marqué aux membres inférieurs surtout du côté gauche (la cuisse gauche est dans la demi-flexion). A gagné l'abdomen dans sa moitié inférieure.

15 février. — Mort dans le coma.

Autopsie.

Les poumons présentent les lésions de la pneumonie interstitielle. On y voit des bandes fibreuses et de la dilatation des bronches.

L'aorte saine présente seulement quelques petites taches jaunâtres Le cœur est petit, retréci.

Le cerveau est pâle, décoloré, mais assez ferme les artères cérébrales sont normales.

Tous les organes de l'excavation pelvienne sont adhérents entre eux ainsi que les organes adjacents. Une masse néoplasique englobe un certain nombre d'entre eux, rectum, utérus, vessie.

Le rectum est complètement envahi, ses parois sont très épaissies, il existe une large ouverture anfractueuse à bords irréguliers qui le fait communiquer avec le vagin.

L'utérus présente aussi des altérations nombreuses dans son corps qui est le point de départ de la néoplasie, aussi disparaît-il complètement au milieu d'une masse de tissu nouveau qui n'est autre chose qu'un épithélioma cylindrique. Le col est aussi entièrement détruit.

La vessie est hypertrophiée et son bas fond envahi par des masses épithéliales carcinomateuses ; elle présente même une ouverture à bords irréguliers qui la fait communiquer avec le vagin.

Il en résulte que les trois cavités, vésicale, intestinale et vaginale forment un vaste cloaque.

Les ganglions lombaires sont indurés et cancéreux.

Le corps des vertèbres est intact.

Le cancer est plus étendu à gauche où il a envahi le muscle psoas iliaque, ce qui pendant la vie avait déterminé la demi flexion de la cuisse gauche, à droite il se limite au détroit supérieur du bassin.

Les veines fémorales, iliaques et autres adjacentes sont antérieurement obstruées par des bouchons fibrineux, le plus ancien est situé au-dessus de l'arcade de Fallope ; c'est là que paraît avoir débuté la thrombose. Les *reins* présentent les altérations d'une néphrite interstitielle. Celle-ci est secondaire et a débuté par les pyramides. Les uretères et les bassinets sont très dilatés (hydronéphrose).

Le foie est gras et diminué de volume.

La rate est normale.

L'estomac est revenu sur lui-même. Ses plis sont très saillants. Sa coloration normale. Le mucus qu'il renferme ressemble à de la gelée.

PRONOSTIC.

Nous n'avons malheureusement que peu de chose à dire sur le pronostic de l'affection épithéliomateuse compliquée d'urémie. Si nous faisons une statistique avec les quelques observations que nous possédons, nous verrons que dans plusieurs cas l'apparition des symptômes urémiques a précédé la mort de quelques jours. (Observations VI et VII). Dans l'observation IV la terminaison fatale a eu lieu en quelques heures.

, Dans l'observation III l'épithélioma avait débuté deux ans avant l'entrée de la malade dans le service ; les vomissements, la diarrhée étaient survenus trois semaines environ après son admission à l'hôpital et la terminaison un mois environ après l'invasion de l'urémie. La période d'intoxication n'avait duré qu'un mois environ.

La malade de l'observation II voit les accidents toxiques se montrer trois mois environ après son entrée au commencement de février et succombe le 10 mai, ce qui fait une durée totale de trois mois.

Enfin dans l'observation VIII les premières manifestations urémiques se produisent douze jours après l'admission et la mort neuf jours plus tard dans le coma. L'observation X est la seule dans laquelle l'urémie ait duré si longtemps, près de huit mois.

En considérant la durée totale de l'épithélioma utérin dénué de toute complication, comme comprise entre dix-huit et soixante mois, limite extrême, nous en tirerons la conclusion suivante : c'est que l'urémie avance de beaucoup la mort qui est due tant à la néoplasie épithéliale qu'à l'intervention de l'urémie. Mais cette dernière hâte le fatale issue qui se produit dans un intervalle de temps compris entre quelques heures et vingt à trente semaines.

L'urémie est donc une complication redoutable et que l'on peut placer sur la même ligne que l'hémorrhagie, la péritonite par perforation, la phlébite avec infection putride, la gangrène, toutes causes qui viennent mettre un terme à la misérable existence des femmes atteintes de cancer de la matrice.

En résumé des différentes formes d'urémie les plus redoutables sont les variétés cérébrale et dyspnéique, la plus bénigne, la gastro-intestinale. Cette innocuité particulière était attribuée autrefois et même maintenant encore par ceux qui regardaient l'urémie comme le résultat de l'empoisonnement soit par l'urée, soit par le carbonate d'ammoniaque, à l'élimination de ces substances toxiques par les vomissements et la diarrhée. C'est là ce qui explique la thérapeutique suivie et la crainte inspirée par la suppression des vomissements, de la diarrhée, des sueurs et de l'expiration ammoniacale (Richardson, Wilks).

DIAGNOSTIC

Quand chez une malade atteinte de néoplasie épithéliale du col de l'utérus on voit, sans élévation de température, sans paralysie motrice, survenir des troubles tels que céphalée, vomissements, diarrhée, dyspnée, que n'explique pas l'état des organes intra-thoraciques, quand surtout on voit la quantité des urines diminuer en même temps que leur densité s'abaisse, on est en droit d'admettre l'existence de l'urémie. D'ailleurs, bientôt le coma, le délire ou les convulsions viendront mettre fin aux doutes que l'on pourrait garder encore.

Au début, l'erreur serait possible surtout en ce qui touche la céphalée et les vomissements.

Malgré ses localisations différentes au front, à l'occiput, à la région intra-orbitaire, malgré sa forme hémicrânique, ses caractères d'intermittence ou de continuité, sa coexistence fréquente avec les vomissements, sans aucune fièvre, on pourrait croire au début n'avoir affaire qu'à une simple indigestion.

Car les vomissements qui surviennent dans le principe de l'urémie sont ordinairement purement alimentaires et se montrent à un moment où l'anorexie, les vomituritions ne sont pas encore continuelles.

L'appétit peut même rester intact. Mais cette période n'est que de courte durée et les vomissements prennent alors leurs vrais caractères, ils sont abondants, aqueux et comme pituiteux, renfermant quelquefois du carbonate d'ammoniaque.

La diarrhée a une importance diagnostique aussi considérable que les vomissements avec lesquelles elle coïncide. Nous ne reviendrons pas sur ses caractères que nous avons signalés au paragraphe 1.

Enfin, la seule absence de fièvre, de paralysie motrice empêcherait de rattacher le coma et les accidents terminaux à une phlegmasie ou à une lésion circonscrite de l'encéphale.

TRAITEMENT

L'épithélioma utérin, origine de toutes les lésions que nous venons d'étudier, n'est malheureusement pas une de ces affections sur lesquelles la thérapeutique puisse avoir une action curative décisive. Est-ce à dire que le praticien doive renoncer à toute intervention ? Nous ne le croyons pas ; loin de là c'est surtout en cette circonstance qu'il doit se souvenir de ce précepte : Le médecin guérit quand il peut, mais soulage toujours.

La maladie étant pour ainsi dire double, les indications qui en découlent seront multiples ; nous distinguerons donc dans le traitement deux parties.

1° Traitement de l'épithéliome.

2° Traitement des complications urémiques.

1° Nous ne parlerons que sommairement du traitement chirurgical, qui comprend les caustiques l'instrument tranchant, la ligature et l'écrasement linéaire.

L'ablation au moyen d'anses métalliques maintenues longtemps à une haute température. M. le chirurgien Labbé a pû enlever ainsi, sans écoulement de sang, très régulièrement et très vite d'énormes champignons cancéreux.

Outre l'anse galvanique on a employé tour à tour la pâte de Vienne, la pâte de Canquin, l'acide arsénieux avec plus ou moins de succès, l'écrasement linéaire avec l'écraseur de Chassaignac a donné également de fort bons résultats, car il permet d'enlever en quelques minutes des tumeurs volumineuses.

Nous ne nous arrêterons pas plus longtemps sur le traitement chirurgical, car justifié alors que la néoplasie est limitée au col utérin, sans envahissement des parties circonvoisines, il n'a plus sa raison d'être dans les cas dont nous avons parlé.

Dans cette circonstance, le seul traitement rationnel est le traitement palliatif ou médical.

2° *Traitement palliatif*. — A la fétidité et à l'abondance du suintement on opposera les substances antiseptique et les poudres absorbantes telles que liqueur de Labarraque, eau de Pagliari, permanganate de potasse, eau phéniquée, plâtre coaltaré.

La douleur sera combattue avec les préparations opiacées et belladonées à l'intérieur ou en topiques.

Pour lutter contre les hémorrhagies on aura recours à la compression avec de la charpie ou des rondelles d'agaric, aux solutions de perchlorure de fer, à la poudre de tannin, à la ratanhia.

C'est dans ces circonstances que l'on peut recourir à une solution faible de chlorure de zinc (1 à 4 gr. de ce sel pour 100 gr. d'eau, pour modifier la surface de l'ulcère, diminuer l'écoulement ichoreux et les hémorrhagies (Follin). Des plumasseaux de charpie imbibés de cette solution seront appliqués sur l'ulcère et détruiront les fongosités.

Ce pansement devra être employé plusieurs jours de suite, et renouvelé trois ou quatre fois dans les vingt-quatre heures.

On ne devra pas non plus négliger l'état général.

Les médicaments toniques, le fer et le quinquina seront employés pour soutenir les forces sans cesse décroissantes des malades (Ar Heurtaux. *Dictionnaire de médecine et de chirurgie pratiques*).

Nous ne parlerons que pour mémoire du traitement, grâce auquel Velpeau a vu se résoudre des tumeurs cancéreuses. Ces moyens assez actifs dans un certain nombre de cas, nuls dans d'autres, comprenaient : l'usage de l'iodure de potassium à l'intérieur, deux bains alcalins par semaine, les purgatifs répétés, les pommades et emplâtres fondants. Quelques sangsues appliquées tous les quinze jours au voisinage de la tumeur.

Troisième partie du traitement :

Traitement des accidents urémiques.

Il consiste surtout à prévenir et à diminuer autant que possible, les accidents d'intoxication urémique par l'emploi des diurétiques et des purgatifs appropriés et suffisamment répétés. La scammonée (1 gr.), l'huile de ricin (15 gr.), l'eau-de-vie allemande (15 gr.) seront les purgatifs les plus recommandables.

Le lait, s'il est bien supporté, est d'une très grande utilité, car indépendamment de ses propriétés diurétiques, il est un aliment capable de soutenir les forces des malades le plus souvent dyspeptiques, affaiblis, cachectiques. Il serait toutefois contre-indiqué, de même que tous les autres diurétiques par l'existence de vives douleurs survenant au moment de l'émission des urines.

Le fer et le quinquina trouveront aussi leur emploi en pareil cas, ainsi que tous les moyens qui peuvent exciter la peau et aider à son fonctionnement régulier. Ces deux derniers médicaments auront donc une utilité double, tant au point de vue de la néphrite que de l'affection épithélio-mateuse (Lancereaux. *Article rein*).

Pour terminer nous indiquerons les moyens thérapeutiques employés dans les complications ordinaires de l'urémie, savoir le coma et les convulsions.

Dans la forme cérébrale comateuse, ce seront les émissions sanguines qui donneront les meilleurs résultats, les saignées devront être fréquentes et à intervalles rapprochés (Rayer) ; on peut aider leur action par des émissions sanguines locales consistant en applications de ventouses à la région occipitale, de sangsues aux tempes ou derrière les oreilles.

L'application continue d'eau froide sur la tête donne de bons résultats comme moyen adjuvant (Rayer et Graves). Les purgatifs drastiques et les diurétiques déjà mentionnés seront également utiles pour diminuer la tension sanguine ; si le coma est profond on retirera grand avantage des vésicatoires, sinapismes et révulsifs placés sur les membres inférieurs.

Dans la forme convulsive on se trouvera bien de l'emploi du chloroforme, du chloral, des injections sous-cutanées de chlorhydrate de morphine.

CONCLUSIONS

1° L'urémie, affection toujours secondaire, est une complication de l'épithélioma utérin au moins aussi fréquente que l'hémorrhagie, la péritonite par perforation, la phlébite avec infection putride, la gangrène.

2° Elle exerce sur la marche de la maladie une action décisive en hâtant la terminaison fatale.

3° Elle ne peut être confondue, à la période d'état du moins, ni avec une affection cérébrale, l'abaissement de température éloignant toute idée de phlegmasie de la masse encéphalique ; ni avec une affection pulmonaire ou gastro-intestinale, la dyspnée, les vomissements et la diarrhée ayant des caractères pathognomoniques.

4° Les lésions trouvées dans les uretères et les reins sont constamment les mêmes, dilatation pour les premiers, néphrite avec hydronéphrose pour les seconds.

5° Jusqu'à présent le traitement n'a pu avoir sur cette maladie qu'une action purement palliative.

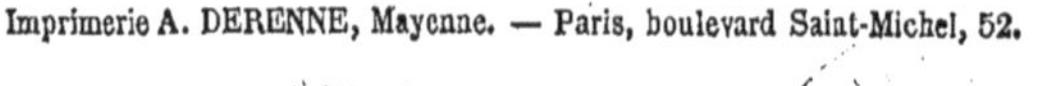

Imprimerie A. DERENNE, Mayenne. — Paris, boulevard Saint-Michel, 52.